NOTES.

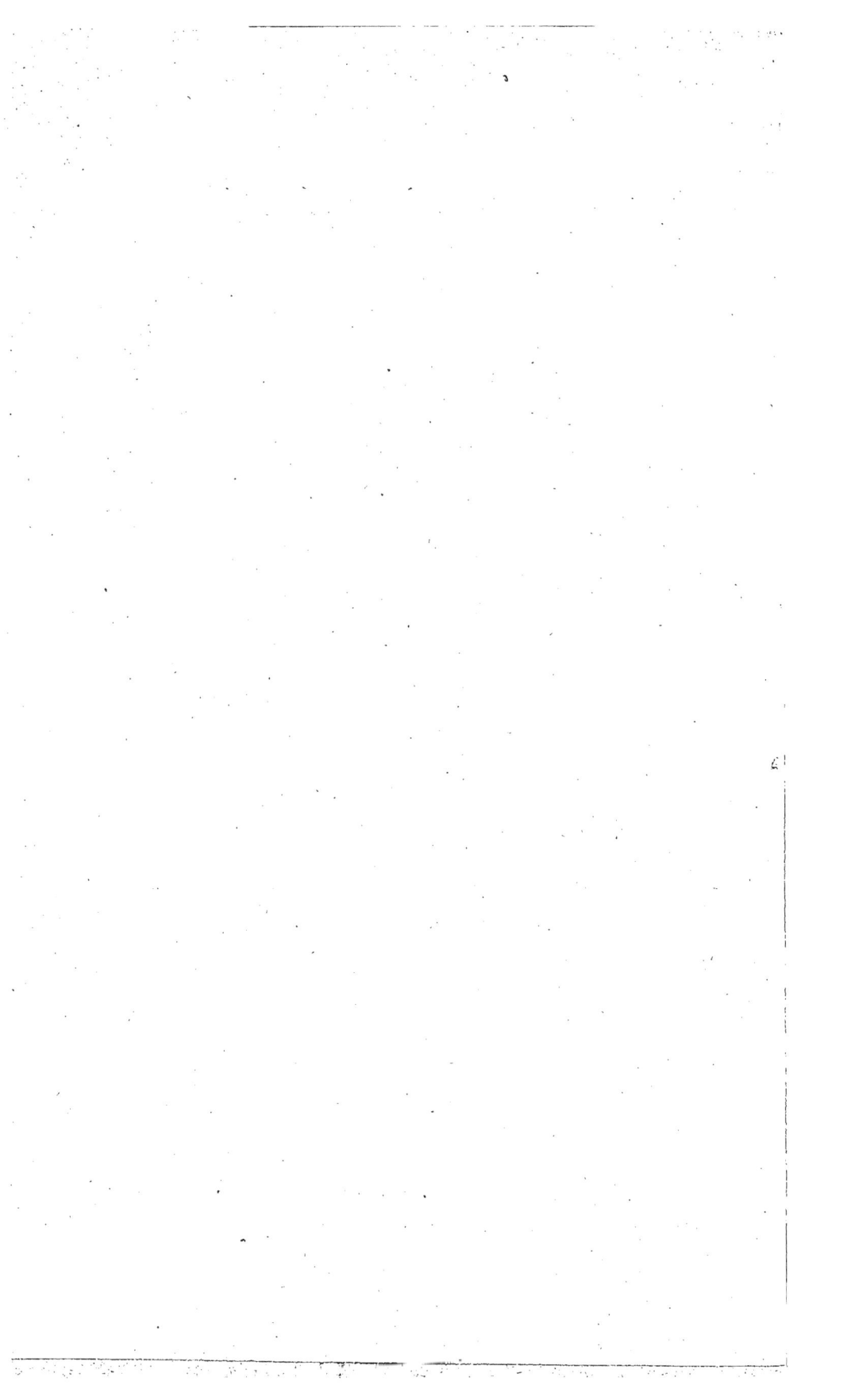

NOTES

SUR LA FRÉQUENCE

DES CALCULS VÉSICAUX

EN ÉGYPTE

ET

SUR LA MÉTHODE

EMPLOYÉE PAR LES CHIRURGIENS ARABES
POUR EN FAIRE L'EXTRACTION;

SUIVIES

DE RÉFLEXIONS SUR LES RÉSULTATS
DE 58 OPÉRATIONS DE CYSTOTOMIE,

Pratiquées par CLOT,

DOCTEUR EN MÉDECINE ET EN CHIRURGIE, INSPECTEUR DU SERVICE
DE SANTÉ DES ARMÉES DE S. A. LE VICE-ROI, MEMBRE DU CONSEIL
GÉNÉRAL DE SANTÉ, DIRECTEUR DE L'ÉCOLE DE MÉDECINE.

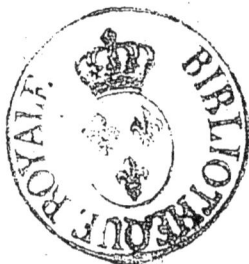

MARSEILLE,

TYPOGRAPHIE DE FEISSAT AÎNÉ ET DEMONCHY.
RUE CANEBIÈRE, N° 19.

AOUT 1830.

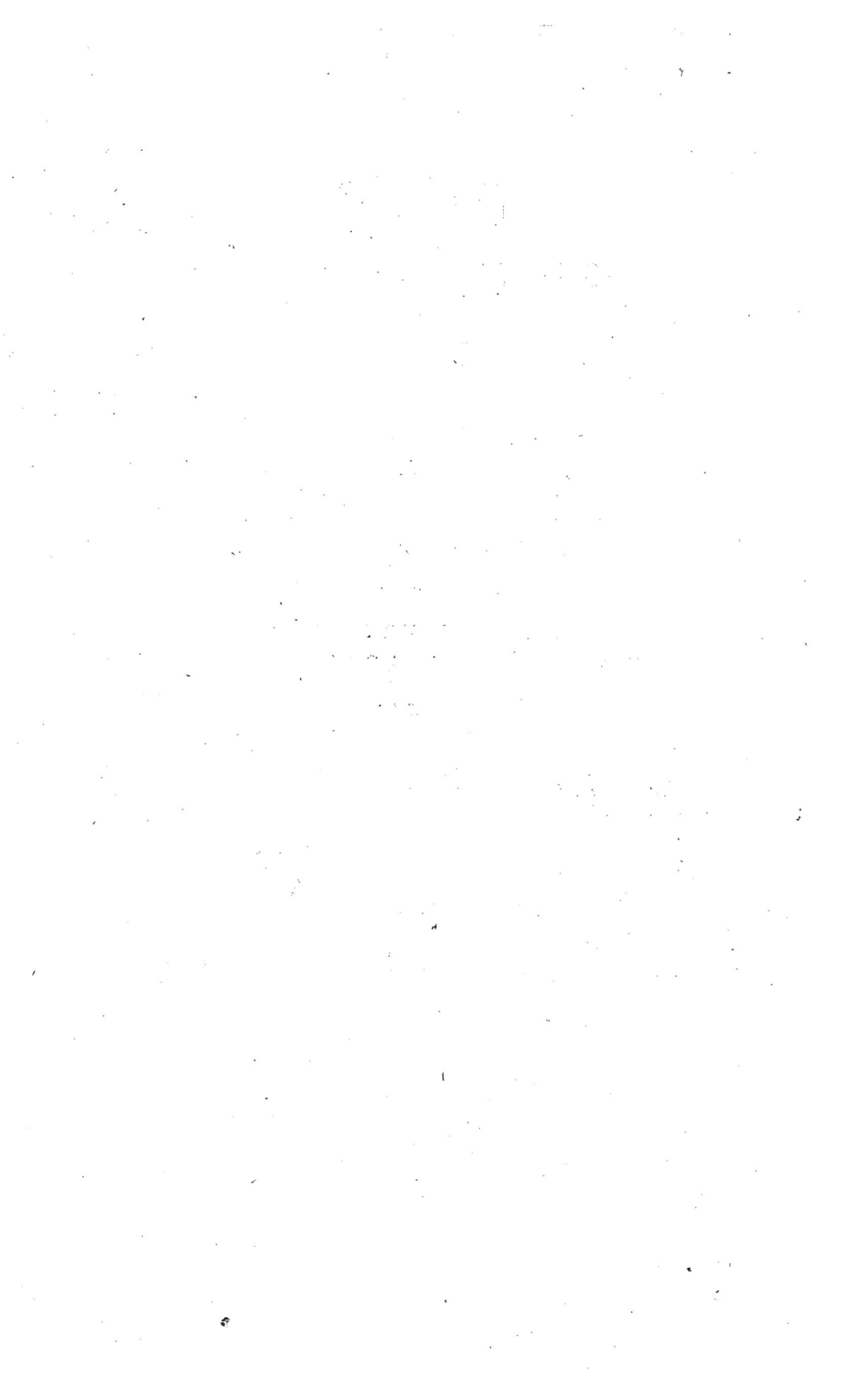

NOTES

SUR LA

FRÉQUENCE DES CALCULS VÉSICAUX

EN ÉGYPTE,

ET

SUR LA MÉTHODE

EMPLOYÉE PAR LES CHIRURGIENS ARABES
POUR EN FAIRE L'EXTRACTION.

La pierre est une affection très - commune en Égypte, quoiqu'en aient dit la plupart des médecins de notre époque qui ont écrit sur les maladies de cette contrée. Tout nous porte à croire qu'elle y est connue depuis fort long-temps; et, à part les témoignages authentiques de quelques auteurs, nous avons à l'appui de cette vérité un assez grand nombre de manuscrits Arabes qui traitent de cette maladie.

Prosper Alpin, dans son Traité *de la Médecine des Égyptiens*, a signalé la fréquence de la pierre dans cette contrée : il dit que ses habitans y sont prédisposés par *l'irritation* et *la faiblesse* des reins, occasionée et entretenue chez eux par l'abus immodéré des plaisirs vénériens auxquels ils sont très-portés ; il attribue la formation des calculs à la terre contenue dans les eaux qui leur servent de boissons, sans avoir été clarifiées.

Les médecins de l'expédition française ne paraissent pas avoir remarqué la fréquence de cette maladie, ce que nous attribuons au peu de rapports qu'ils avaient avec les habitans.

Dans l'espace de quatre ans, j'ai été à même d'observer un grand nombre de calculeux, et je me suis convaincu qu'ils étaient presque tous habitans de la Basse-Égypte, hors quelques-uns de la partie centrale de cette contrée. Je n'ai jamais observé cette affection chez les Nubiens, ni chez les Abyssiniens : il paraît même, d'après les renseignemens que j'ai pris, qu'ils sont très-peu, ou peut-être point du tout, sujets à cette maladie.

Dans l'énumération des causes qui rendent cette affection plus fréquente dans la Basse-Égypte que dans l'Égypte supérieure, je signalerai l'humidité de l'air et l'insalubrité des eaux. Le sol, moins élevé, de cette province est couvert d'eaux stagnantes et bourbeuses qui servent de boisson à ses habitans, sans avoir été préalablement filtrées, si ce n'est par quelques personnes de la classe aisée qui usent de cette précaution et sont généralement exemptes de cette maladie. Il est d'ailleurs remarquable que les hommes sont beaucoup moins robustes dans cette partie de l'Égypte, et que les affections morbides y sont beaucoup plus communes.

Les Arabes sont confians à l'excès dans le secours de la médecine; leurs prétendus médecins, qui sont aussi ignorans dans la connaissance des propriétés des médicamens, que dans celle du corps humain, attribuent à certains breuvages la propriété de dissoudre la pierre dans la vessie. Ils compteraient même, à les en croire, beaucoup de succès. Leur erreur a sa source et dans l'ignorance et dans le charlatanisme, qui, à défaut de moyens sûrs pour reconnaître l'existence de la pierre, donnent le nom de maladies calculeuses aux diverses affections des voies urinaires; et quand les médecins du pays ne sont pas dupes eux-mêmes de cette erreur, ils voient leur intérêt à l'accréditer chez leurs malades.

Je voulus m'assurer de la nature de leurs moyens dont ils font un secret, en invitant les plus renommés d'entre eux à se réunir à l'hôpital d'Abou-Zabel, et quand j'eus acquis la certitude que les substances qu'ils emploient (légère dissolution d'une pierre calcaire dans une petite quantité de suc citrique) ne pouvaient compromettre la santé des malades que je leur confiais, je soumis deux calculeux à leurs expériences, après leur avoir fait reconnaître l'existence du calcul au moyen de la sonde.

Au bout de quinze jours de ce traitement, je

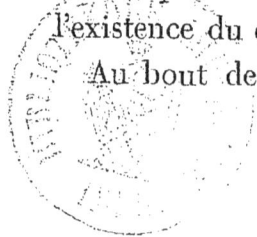

pus leur démontrer que les calculs étaient restés intacts.

Du reste, presque tous les Traités de Médecine Arabes vantent l'efficacité des médicamens lithontriptiques.

L'opération de la taille est cependant connue et pratiquée par les Égyptiens, ils emploient deux méthodes : l'une périnéo-vésicale, qui est, à très-peu de chose près, celle de *Celse*, et l'autre qui se pratique par le Rectum. J'avais vu plusieurs individus opérés par des chirurgiens du pays. Désirant être témoin de la manière dont ils exécutaient cette opération, je réunis à l'hôpital d'Abou-Zabel ceux qui jouissaient de la plus grande réputation.

Les chirurgiens qui pratiquent la lithotomie en Égypte, s'adonnent exclusivement à cette branche de la chirurgie.

Dans la première méthode, ils portent l'indicateur et le médius de la main gauche dans l'anus, les enfoncent autant qu'il le faut pour sentir et saisir la pierre qu'il ramènent, et font saillir au devant du périnée où ils incisent sur elle avec un rasoir, les uns perpendiculairement sur le raphé, les autres obliquement en se dirigeant sur l'ischion. L'opération terminée, ils pansent la plaie simplement, ou pratiquent la suture de ses lèvres.

Dans la méthode par le rectum, ils introduisent également deux doigts dans cet intestin pour fixer le calcul, font glisser dans leur intervalle un rasoïr à lame étroite, et incisent sur ce corps. Dans ces deux méthodes ils se servent des doigts, ou d'un crochet mousse pour extraire la pierre.

En général, peu de malades succombent à la suite de ces opérations; mais elles sont presque toujours suivies d'une fistule ou d'une incontinence d'urine.

Les Arabes ont encore un autre moyen qu'ils disent très-sûr pour extraire les calculs d'un petit volume : l'insufflation de l'air au moyen d'un tuyau. Lorsqu'ils supposent que la poche urinaire est suffisamment distendue, ils retirent cet instrument, et en même temps qu'ils compriment la région hypogastrique, la bouche appliquée sur le gland, ils aspirent avec force l'air contenu dans la vessie. Ils prétendent que l'effort que fait ce fluide pour s'échapper, aidé par l'aspiration, entraîne avec lui le calcul. Beaucoup d'autres emploient seulement la succion ; mais, dans tous les cas, la supercherie vient en aide à l'opérateur ignorant qui a mis d'avance un caillou dans sa bouche. Un grand personnage du pays me montra soixante de ces prétendus calculs, qu'il disait avoir été extraits par ce moyen. C'étaient des pierres calcaires travaillées.

Il existe plusieurs Traités de Médecine Arabes qui font mention des maladies calculeuses des voies urinaires, et qui quoique écrits depuis plusieurs siècles, servent encore de guide aux Chirurgiens indigènes.

Je vais rapporter la traduction de deux fragmens extraits, l'un du Traité de Chirurgie d'*Ali-Ebn-el-Abbas*, et l'autre d'un autre Traité de *Ebn-el-Couff*, tous deux écrits depuis huit siècles.

« Nous avons déjà parlé, dit le premier auteur, de la formation de la pierre dans la vessie, au 1er livre de notre ouvrage, des signes qui en font reconnaître l'existence, et de son traitement thérapeutique. Nous avons déjà dit qu'il est essentiel d'essayer l'efficacité des remèdes internes dans cette maladie, et que s'ils n'étaient d'aucun secours, il faudrait recourir au fer, à l'incision pratiquée sur le calcul même auquel l'on fait faire saillie, et enfin, à l'extraction.

« Tu dois savoir que la cure de cette maladie, chez les enfans qui n'ont pas atteint l'âge de puberté, est beaucoup plus facile que chez les jeunes gens, soit à raison de la souplesse de leurs organes, soit à raison de la facilité avec laquelle les instrumens pénètrent dans les parties soumises à leur action, ce qui hâte la cicatrisation des plaies. Mais si les jeunes gens offrent moins de chances de succès que les enfans, ils en offrent beaucoup plus que chez les vieillards, chez lesquels la cure devient très-difficile, à raison de la rigidité de leurs organes et de la difficulté de la cicatrisation.

« Plus la pierre est volumineuse, plus l'opéra-

tion est facile, parce que ceux qui sont porteurs
d'un calcul considérable sont déjà habitués aux
douleurs. Une autre raison est, que le poids considérable de la pierre facilite sa chute dans le bas-
fond de la vessie. Si, au contraire, la pierre est
petite, l'opération est plus difficile, parce que son
petit volume présente l'inverse des raisons que je
viens d'exposer.

« Maintenant je vais t'enseigner la manière
d'extraire la pierre : quand tu voudras pratiquer
cette opération, tu ordonneras à une personne de
tenir le malade et de l'assujettir en le prenant par-
dessous les aisselles, et le secouant à plusieurs re-
prises de haut en bas. Tu ordonneras au malade
de sauter avec effort d'un lieu élevé ou de danser,
afin que la pierre se porte vers le col de la vessie ;
tu le feras asseoir ensuite sur son derrière, les jam-
bes fléchies sur les cuisses, les mains fixées au-
dessous des genoux, afin que la vessie soit tout-à-
fait inclinée en bas. Le malade placé dans cette posi-
tion, et assujetti comme je l'ai dit, tu passeras la main
sur l'hypogastre en exerçant une légère pression
sur la vessie, tu exploreras entre les testicules et
l'anus, et si tu sens la pierre, tu inciseras sur
elle. Si tu ne la sens pas, tu dois introduire le
doigt indicateur dans l'anus du malade, si c'est
un enfant ; et si c'est un jeune homme, l'indicateur et le médius. Après avoir exploré la vessie,
si tu rencontres la pierre, ramène-la vers le col

de cet organe et presse-la sur ce point, en la poussant en dehors pour la faire saillir. Tu ordonneras à une autre personne de relever les testicules du patient et de les porter du côté droit. Tu prendras l'instrument tranchant, et tu inciseras entre l'anus et les testicules, non sur la partie moyenne, mais en te dirigeant vers la partie gauche de la cuisse. L'incision doit être oblique pour que l'ouverture soit large et proportionnée au volume du calcul. Alors si le doigt engagé dans l'anus ne cesse pas de presser sur la pierre, elle sortira d'elle-même aprés l'incision, sans avoir recours aux instrumens propres à l'extraire. Si elle ne sortait pas, tu emploierais l'instrument. L'opération terminée, tu mettras sur la plaie de la *poudre jaune* et autres substances utiles en pareil cas. Tu appliqueras une compresse sur la plaie, et termineras le pansement avec le bandage qu'on appelle *bride*.

« S'il survient une hémorragie, tu mettras sur la plaie une compresse trempée dans le vinaigre et l'eau de rose. Tu recommanderas au malade de reposer sur le dos, et de mouiller par intervalle les compresses avec lesdites liqueurs. Au 3ᵉ jour, tu enleveras l'appareil, tu appliqueras de l'*onguent noir* sur la plaie et remettras le bandage. Le malade doit uriner à chaque instant pour ne pas laisser accumuler l'urine dans la vessie, ce qui retarderait la cicatrisation. Si les parties taillées s'enflammaient et qu'il survînt un gonflement, il faudrait oindre avec les médicamens appropriés les alentours de la plaie , et verser dans son ouverture un mélange d'infusion de camomille et d'essence de rose , ou bien du beurre tiède. Tu auras soin de faire tenir au malade les cuisses rapprochées pour favoriser le séjour des médicamens dans les parties malades. Quand la plaie devient ulcéreuse, et qu'il survient la corruption, la gangrène, il faut combattre ces accidens par les moyens appropriés, et, si Dieu veut, le patient guérira.

« Si la pierre était petite , et qu'elle s'engageât dans le canal de l'urètre , il faudrait inciser la verge au point du canal correspondant au calcul, et l'extraire après avoir préalablement fait deux ligatures , l'une au-dessous et l'autre au-dessus de la pierre : l'inférieure empêchera le retour du calcul dans la vessie , et la supérieure favorisera le recouvrement des parties incisées par les tégumens. La pierre extraite , on détachera les ligatures , et si on trouve dans la plaie du sang coagulé , on appliquera les médicamens cicatrisans. »

Je ne ferai que la citation suivante du second auteur *Ebn-el-Couff* :

« Si une femme est attaquée de la pierre, dit-il, et que tu veuilles l'extraire , tu choisiras une sagefemme intelligente, tu lui ordonneras d'introduire un doigt dans l'anus de la malade si elle est vierge ou enceinte, et si elle n'est dans aucun de ces deux états, tu lui recommanderas de l'introduire dans le vagin, et de rechercher la pierre pour la ramener vers le col de la vessie. Tu opéreras pour le reste comme chez l'homme. »

Ces deux fragmens donnent une idée de ce qui est écrit dans les divers Traités Arabes snr l'opération de la taille. Les mêmes détails, les mêmes erreurs sont répétés dans tous les autres. On est convaincu par leur lecture que tout ce qui a été dit après Avicenne, n'est qu'une compilation de son ouvrage, auquel on n'a rien ajouté depuis et qu'on a même défiguré.

Malgré les recherches que j'ai faites, je n'ai rien trouvé d'écrit sur la manière d'extraire la pierre par le rectum. Il est probable pourtant qu'il existe des documens que je ne désespère pas 'de découvrir plus tard. Cette méthode est connue depuis long-temps, puisque les personnes à qui je l'ai vu mettre en exécution sont d'un âge avancé et disent la tenir de leurs pères qu'ils assurent n'en avoir pas été eux-mêmes les inventeurs.

La lithotomie se transmet héréditairement en Égypte de père en fils, et continue ainsi à être pratiquée par certaines familles.

Quant à la préférence que les Arabes accordent généralement à la méthode par le rectum, ils la fondent sur la facilité qu'elle offre d'extraire des calculs d'un volume très-considérable, et sur l'avantage d'éviter les hémorragies.

RÉSULTATS

DE 38 OPÉRATIONS DE CYSTOTOMIE.

J'ai vu, pendant mon séjour dans cette contrée, un très-grand nombre de calculeux. Soixante ont été opérés dans les divers hôpitaux dans l'espace de quatre ans. J'en ai opéré moi-même quarante à l'hôpital d'Abou-Zabel; et puisqu'il s'en est trouvé un si grand nombre chez les militaires, tous choisis parmi des sujets jeunes et robustes, pour qui cette affection constatée est un motif d'exemption du service militaire, on peut sans témérité en induire qu'elle est très-répandue en Égypte.

Je crois inutile de rapporter en détail l'histoire des opérations que j'ai pratiquées; l'authenticité de ces faits est garantie par le témoignage des officiers de santé qui y ont assisté et les ont recueillis. Mais la fréquence des cas m'ayant mis à même d'expérimenter les diverses méthodes adoptées par les chirurgiens célèbres de notre époque, et d'estimer le degré de confiance que je crois devoir accorder à chacune d'elles, je vais, pour payer mon tribut à la statistique de la science sur ce point, présenter dans le tableau suivant les résultats des opérations que j'ai pratiquées à l'hôpital d'Abou-Zabel.

TABLEAU

PRÉSENTANT LE RÉSULTAT DE 38 OPÉRATIONS DE CYSTOTOMIE.

AGE des OPÉRÉS.	PROVINCE.	PROCÉDÉ.	TERME de la GUÉRISON	POIDS du Calcul onces.	gros.	OBSERVATIONS.
		Opération Recto-vésicale de M. SAMSON.				
22 ans.	Basse-Égypte (arabe).	2ᵉ procédé.	18ᵉ jour.	1	4	Sorti avec une fistule urinaire.
25 ans.	Id.	1ᵉʳ procédé.	32ᵉ jour.	2	»	Sorti avec une fistule urinaire.
30 ans.	Id.	procédé de Vacca.	27ᵉ jour.	2	4	Sorti avec une fistule urinaire.
26 ans.	Id.	Id.	30ᵉ jour.	1	»	Sorti sans fistule.
28 ans.	Id.	Id.	35ᵉ jour.	1	4	Sorti sans fistule.
		Méthode latéralisée.				
20 ans.	Basse-Égypte (arabe).	avec le lithotome caché.	32ᵉ jour.	1	2	
22 ans.	Id.	Id.	26ᵉ jour.	»	4	
24 ans.	Id.	Id.	20ᵉ jour.	1	3	
26 ans.	Candie (grec).	avec le seul bistouri en plusieurs temps.	11ᵉ jour.	»	4	
30 ans.	Romélie (turc)	Id.	12ᵉ jour.	1	»	
21 ans.	Basse-Égypte (arabe).	Id.	25ᵉ jour.	1	2	
31 ans.	Id.	Id.	28ᵉ jour.	»	6	
25 ans.	Id.	un seul temps.	28ᵉ jour.	2	»	Le calcul vésical s'est rompu dans la vessie à raison du peu de cohésion de ses molécules, et a été extrait par fragmens.

AGE des OPÉRÉS.	PROVINCE.	PROCÉDÉ.	TERME de la GUÉRISON	POIDS du Calcul		OBSERVATIONS.
				onces.	gros.	
Méthode latéralisée (suite).						
26 ans.	Basse-Égypte (arabe).	un seul temps.	10ᵉ jour.	1	»	
25 ans.	Id.	Id.	8ᵉ jour.	1	»	Réunion par adhésion immédiate.
30 ans.	Id.	Id.	17ᵉ jour.	»	6	Deux calculs.
25 ans.	Id.	Id.	11ᵉ jour.	»	3	
32 ans.	Égypte (turc).	Id.	19ᵉ jour.	2	5	
30 ans.	Basse-Égypte (arabe).	Id.	mort.	2	6	Ce malade est mort des suites d'une gastro-entérite traitée empiriquement.
30 ans.	Id.	Id.	9ᵉ jour.	2	4	Réunion par adhésion immédiate.
32 ans.	Id.	Id.	22ᵉ jour.	»	4	
27 ans.	Id.	Id.	15ᵉ jour.	1	4	
21 ans.	Id.	Id.	10ᵉ jour.	»	6	Réunion par adhésion immédiate.
24 ans.	Id.	Id.	19ᵉ jour.	2	»	
31 ans.	Id.	Id.	15ᵉ jour.	»	5	
37 ans.	Id.	Id.	23ᵉ jour.	1	»	
42 ans.	Id.	Id.	16ᵉ jour.	1	2	
Méthode Raphéale de VACCA.						
30 ans.	Basse-Égypte (arabe).	un seul temps.	10ᵉ jour.	»	4	
30 ans.	Id.	Id.	20ᵉ jour.	»	2	
31 ans.	Id.	Id.	13ᵉ jour.	»	3	
19 ans.	Id.	Id.	12ᵉ jour.	1	»	

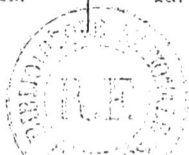

AGE des OPÉRÉS.	PROVINCE.	PROCÉDÉ.	TERME de la GUÉRISON	POIDS du Calcul		OBSERVATIONS.
				onces.	gros.	
			Méthode Raphéale de VACCA (suite).			
14 ans.	Basse-Égypte (arabe).	un seul temps.	mort.	3	4	Mort 6 jours après l'opération. Le malade était dans le marasme et rendait du pus avec les urines, quand il se présenta à l'hôpital. La vessie a été trouvée ulcérée sur plusieurs points.
24 ans.	Id.	Id.	14ᵉ jour.	»	3	
18 ans.	Id.	Id.	8ᵉ jour.	»	2	Réunion par adhésion immédiate.
29 ans.	Romélie (grec)	Id.	50ᵉ jour.	»	3	Cet individu était souffrant depuis son enfance.
25 ans.	Basse-Égypte (arabe).	Id.	10ᵉ jour.	»	6	
20 ans.	Id.	Id.	19ᵉ jour.	1	»	
27 ans.	Moy.-Égypte (de Fagoum)	Id.	23ᵉ jour.	2	3	

On voit, en consultant ce tableau, que les résultats obtenus sont des plus heureux, puisque sur 38 opérés, 11 ont été guéris du 7ᵉ au 10ᵉ jour, 16 du 11ᵉ au 20ᵉ, 8 du 22ᵉ au 30ᵉ, 4 du 32ᵉ au 40ᵉ et 1 au 50ᵉ. Deux seulement sont morts, dont un était évidemment dans le marasme à son entrée à l'hôpital. Trois sont sortis avec des fistules vésico-rectales.

Des résultats aussi avantageux paraîtront peut-être extraordinaires; je suis loin toutefois de les attribuer à l'habileté de l'opérateur : on en trouvera la raison dans le climat de cette contrée, si favorable à la guérison des plaies de toute espèce, et dans le peu d'irritabilité de la constitution des individus. Cette remarque a été faite avant moi par divers médecins de l'expédition française, et entre autres par M. le baron Larrey.

Quant à l'appréciation des diverses méthodes proposées pour l'opération de la taille, je n'entrerai pas dans les longues discussions qu'un pareil sujet pourrait exiger ; je me bornerai à quelques réflexions que la pratique m'a suggérées.

Parmi les diverses méthodes proposées pour l'extraction des calculs vésicaux, la taille sous-pubienne m'a paru mériter la préférence sur celle du haut appareil. La taille hypogastrique expose trop à la lésion du péritoine, et par suite à l'épanchement dans le bas-ventre. Bien que cet accident

survienne très-rarement, on a à craindre au moins
de voir se développer l'inflammation de cette mem-
brane, ce qui est toujours une circonstance des
plus graves. La difficulté d'arriver à la vessie chez
les personnes qui ont beaucoup d'embonpoint,
le danger des infiltrations urineuses qui sont souvent mortelles, ajoutent encore aux inconvéniens
de cette méthode. Je ne prétends pas dire pourtant
qu'elle doive être tout-à-fait rejetée, mais je pense
qu'elle peut être avantageusement suppléée, même
dans les cas où le volume considérable du calcul
semble devoir la faire préférer, et je crois que
c'est précisément alors qu'elle présente le plus de
dangers. Ce sont ces diverses raisons qui m'ont
engagé à ne pas y avoir recours.

La méthode recto-vésicale de M. Samson jouissait
d'une telle vogue lorsque j'ai commencé à opérer
la taille, ses avantages me parurent si vrais, son
exécution si facile, les dangers auxquels elle expose si légers, que je crus devoir débuter par
celle-là. J'ai pratiqué cinq fois la lithotomie par
cette méthode, une fois par le second procédé
de M. Samson, et quatre fois par le premier du
même auteur, modifié par le profeseur Vacca.

Dans tous les cas, elle m'a paru d'une exécution facile, et j'ai extrait des calculs volumineux
sans résultats funestes; mais sur cinq individus
opérés, trois sont restés sujets à des fistules, et

je ne crois pas avoir été en cela plus malheureux que les autres opérateurs qui ont eu recours au même procédé. L'expérience m'a conduit à lui en préférer une autre, sans prétendre toutefois que la question soit suffisamment jugée, et sans méconnaître d'ailleurs les avantages réels que la méthode recto-vésicale présente dans plusieurs cas.

La taille latéralisée est sans contredit la plus généralement adoptée et celle qui compte le plus de succès jusqu'à nos jours, quels que soient les procédés par lesquels on l'exécute. J'en ai expérimenté trois : l'un avec le lithotome caché, l'autre avec le seul bistouri, et le troisième en un seul temps.

Les résultats de ces procédés ont été à peu de chose près également avantageux ; mais le procédé en un seul temps m'a offert des guérisons plus rapides, et à cause de cela me paraît préférable aux deux autres. Aussi y ai-je eu recours plus souvent ; il est vrai qu'il exige plus d'habitude chez l'opérateur, mais il offre les avantages d'abréger la durée de l'opération, d'épargner des douleurs au patient, d'inciser plus nettement les parties, de prévenir ainsi les infiltrations, et d'amener par conséquent des guérisons plus promptes.

La méthode de Vacca, que j'appellerai Raphéo-vésicale ou simplement Raphéale, est encore récente, ou du moins je ne sache pas qu'elle ait été

pratiquée en France. Elle ne l'a été même qu'un
petit nombre de fois par son auteur. La lecture de
cette méthode et des discussions auxquelles elle
donna lieu entre celui-ci et le célèbre Scarpa, me
portèrent à réfléchir sur les avantages qu'elle pou-
vait présenter et que je ne tardai pas à lui reconnaître. Je l'ai mise onze fois en exécution. Sans
entrer dans les divers motifs qui me paraissent
lui donner une supériorité sur les autres méthodes, motifs très-bien énoncés dans la disserta-
tion de l'auteur, je ferai observer que le calcul est
extrait par le point qui offre le plus d'étendue entre les deux ischions, qu'il n'y a à craindre la lésion d'aucun vaisseau important, et que le rectum
ne peut que difficilement être blessé.

Quant aux inconvéniens qu'on lui reproche ils
me paraissent se réduire à la lésion des conduits
éjaculateurs; mais outre qu'on y est aussi exposé
dans la plupart des autres procédés, je ne crois
pas cette lésion très-grave, attendu qu'on ne
peut intéresser qu'un de ces conduits, et qu'il n'est
pas d'ailleurs démontré qu'après avoir été divisé
il ne puisse se rétablir.

Privé du lithotome à double lame de M. Du-
puytren, je n'ai pas pu employer la méthode bi-
latérale de ce célèbre chirurgien.

Quant à l'instrument lithontripteur, bien que
je ne l'aie pas encore à ma disposition, le rai-

sonnement et les expériences déjà faites par d'autres m'en démontrent assez et les inconvéniens et
l'insuffisance dans une foule de cas.

Cet instrument ne peut être employé chez les
personnes qui ont le canal de l'urètre d'un dia-
mètre étroit, dans l'état normal ou par suite de
maladie. Cette même raison en interdit l'usage chez
les enfans. La dureté ou le volume considérable
du calcul résistent à l'action mécanique de cet
instrument. Il est très-dangereux de l'employer
chez des personnes atteintes d'un catarrhe de la
vessie, cas malheureusement très-communs où
des manœuvres réitérées peuvent occasioner une
cystite si violente qu'il serait à craindre de voir le
malade succomber aux suites de l'opération. La
simple explication de l'instrument lithontripteur
n'est pas sans danger : il suffit d'en alléguer pour
preuve que des praticiens recommandables ont
arraché des lambeaux du réservoir urinaire en
pratiquant la lithontritie. Enfin, comment acqué-
rir la certitude d'avoir extrait tous les fragmens du
corps étranger? Il y a plusieurs exemples de calculeux opérés par cet instrument qui ont souffert
très-peu de temps après l'opération de la même
maladie.

Malgré ce que je viens de dire, je ne prétends
pas que cet instrument soit inutile dans tous les
cas; mais je suis convaincu que ses partisans en ont

une idée trop favorable; peut-être est-il réservé au temps de le perfectionner et d'en étendre l'usage.

J'ai cru devoir compléter ces notes en y joignant l'analyse chimique des calculs, non de tous, cela eût été inutile, mais de huit d'entre eux dont les caractères physiques étaient les plus dissemblables. Ce travail a été fait avec le plus grand soin par M. Alessandri, pharmacien inspecteur, qui m'en a adressé le tableau détaillé. Je vais le reproduire à la suite de la Lettre qu'il y a jointe.

LETTRE DE M. ALESSANDRI.

« Mon très-cher et très-honoré Collègue,

« J'ai l'honneur de vous envoyer le résultat « analytique des huit calculs vésicaux dont vous « avez bien voulu me confier l'examen.

« Afin que vous puissiez vous convaincre plei « nement de l'existence réelle des substances que « l'analyse m'a offertes et de la non-existence de « celles qui, bien que rarement, se rencontrent « pourtant quelquefois, j'ai jugé convenable de « vous mettre sous les yeux, dans l'exposé ci-joint,

« les phénomènes produits par les réactifs chi-
« miques que j'ai employés. Ainsi vous pourrez
« vous-même juger de la justesse des conclusions
« que j'ai retirées et que j'ai consignées dans la
« dernière colonne.

« Je vous prie, mon très-honoré Collègue, de
« me continuer l'honneur de votre correspondance
« et de croire à la sincérité des sentimens d'estime
« et de considération avec lesquels

« J'ai l'honneur d'être, etc., etc. »

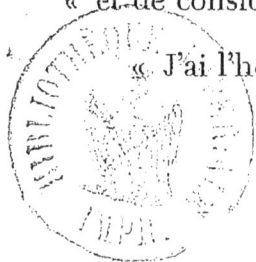

PROSPECTUS *des Phénomènes présentés par les Calculs urinaires traités par les réactifs énoncés ci-après.*

OPÉRATIONS D'ESSAI.	PHÉNOMÈNES APERÇUS.	EXAMEN DES PHÉNOMÈNES.	CONSÉQUENCES DÉDUITES.
Ebullition dans l'eau, filtration et évaporation	Aucune apparition de matières solubles. . . .	. . . .	Absence d'urate d'ammoniaque et d'urate de soude.
Calcination.	Matière fixe restée dans le creuset.	Effervescence blanche par les acides	Oxalate de chaux.
		Quelquefois charbonneuse, soluble dans l'acide hydrochlorique sans effervescence	Phosphate de chaux ou de magnésie.
	Volatilisation complète.	Avec une odeur urineuse.	Acide urique ou urate d'ammoniaque.
Acide nitrique.	Solution parfaite.	Précipitable par la potasse, et le précipité soluble dans l'acide acétique.	Phosphate de chaux.
		Précipitable par la potasse, et le précipité insoluble dans l'acide acétique.	Oxalate de chaux.
	Matière insoluble.	Développant une odeur ammoniacale dans la lessive caustique.	Phosphate magnésiaco-ammoniacal.
		Insoluble dans cette lessive, et soluble dans l'acide sulfurique.	
		Insoluble dans ledit acide.	Silice.
Lessive caustique.	Solution partielle.	Ne se troublant pas et se précipitant dans l'acide sulfurique, et le précipité dissous dans l'acide nitrique et séché se convertit en beau rouge cramoisi par l'addition de l'ammoniaque	Acide urique.
		Ne se troublant pas par l'acide sulfurique et se redissolvant dans le même acide, et insoluble dans l'acide acétique.	Oxide cystique.